DE LA CONTAGION SYPHILITIQUE ET des moyens de la prévenir.

PAR LE DOCTEUR G. T. X.

Læta venire Venus, tristus abire solet,

Prix un franc.

Paris,

CHEZ MANSUT, ÉDITEUR, rue de l'École de Médecine;
AMBROISE DUPONT, rue Vivienne, n. 16;
MONGIE, boulevard des Italiens;
DELAUNAY, Palais-Royal;
SAUTELET, place de la Bourse.

M DCCC XXVIII.

DE LA
CONTAGION SYPHILITIQUE
ET
des moyens de la prévenir.

PARIS, IMPRIMERIE ET FONDERIE DE G. DOYEN,
rue Saint-Jacques, n. 38.

DE LA

CONTAGION SYPHILITIQUE

ET

des moyens de la prévenir.

PAR LE DOCTEUR G. T. X.

Læta venire Venus tristis abire solet

Prix un franc.

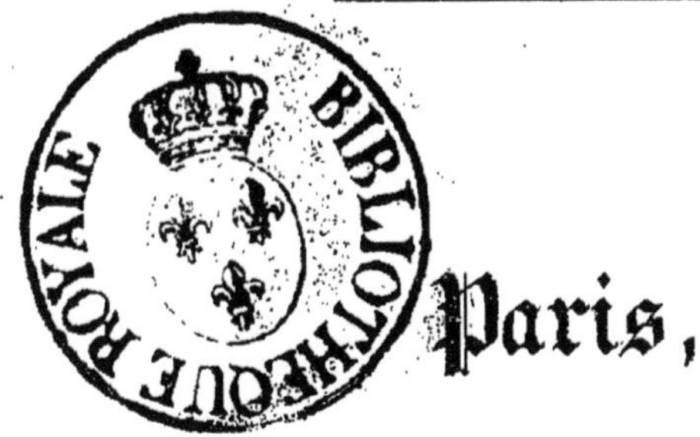

Paris,

CHEZ MANSUT, ÉDITEUR, rue de l'École de Médecine;
AMBROISE DUPONT, rue Vivienne, n. 16;
MONGIE, boulevard des Italiens;
DELAUNAY, Palais-Royal;
SAUTELET, place de la Bourse.

DE LA
CONTAGION SYPHILITIQUE
ET
DES MOYENS DE LA PRÉVENIR.

Læta venire Venus, tristis abire solet.

On a senti le besoin de rendre moins funestes à la société et aux familles les maisons de prostitution, qui, pour être un fléau dans les villes, n'en sont pas moins nécessaires au repos des citoyens. On a organisé ces établissements, on les a soumis à une surveillance très-sévère, on les a entourés en un mot des moyens qu'on a crus les plus propres à faire disparaître les maladies et à prévenir la contagion. Toutes ces mesures peuvent bien contribuer à diminuer le nombre des malades, mais il est impossible qu'elles détruisent le mal dans sa source. Le seul moyen de parvenir à un résultat aussi avantageux pour l'humanité consisterait à rendre le rapprochement des sexes sans danger pour la santé. Comment se fait-il donc qu'on ait abandonné la recherche d'un semblable moyen à l'avidité des charlatans, et qu'aucun savant ne se soit occupé de mettre à cet égard la science en rapport avec les besoins? Voici, ce nous semble, les principales causes de cet oubli.

On hésite à s'occuper de tout ce qui tient aux suites de la débauche; il y a là-dedans quelque chose de sale qui rappelle l'origine du mal et qu'un esprit tant soit peu pudique n'ose point aborder. C'est une vérité incontestable, et ceux-là seraient à plaindre qui n'éprouveraient pas une semblable répugnance; mais le médecin philosophe ne doit-il pas s'étudier à surmonter tous les dégoûts qui affectent son cœur, s'il veut s'occuper avec fruit du bien de l'humanité? et d'ailleurs doit-il lui être plus pénible de chercher à prévenir le mal que de panser les ulcères sordides qui en sont la suite inévitable?

Une autre raison alléguée par les fauteurs de la morale en théorie et qui est très-puissante, quoiqu'elle soit tout-à-fait spécieuse, c'est la crainte où l'on est que la découverte d'un moyen préservatif de ce genre ne favorise le vice et ne le rende plus révoltant. Tristes gens! pauvres esprits! qui appellent le mal à leur secours pour faire fleurir la morale et pratiquer la vertu, et qui ne craignent pas de faire concourir la syphilis à l'amélioration de l'espèce humaine. Mais l'histoire ne parle-t-elle pas assez haut? Ils invoquent l'exemple des Romains, qui n'étant retenus, disent-ils, par aucun danger, portèrent plus loin qu'aucun peuple les abominations de la débauche. D'abord il est douteux que les Romains n'aient pas été affligés de cette maladie; pourquoi les mêmes vices n'auraient-ils pas engendré les mêmes maux? et, en supposant qu'elle leur fût totalement inconnue, comment expliquer certains passages de leurs historiens et de leurs poètes qui sont relatifs aux conséquences que la débauche entraîne pour la santé? Ensuite le règne de François Ier, la régence, la fin de Louis XV, toutes ces époques de honte et d'infamie ne peuvent-elles pas être mises en parallèle avec les temps les plus libidineux des Romains? et cependant on ne peut nier qu'alors la syphilis n'exerçât de cruels ravages.

Rabelais, qui fut le Juvénal contemporain de François Ier, a prouvé par ses romans qu'alors la langue était pudique à l'égal des mœurs. Plus tard, et aujourd'hui même, la chasteté et la pruderie de nos oreilles se sont opposées à ce que les récits de la satire s'accordassent en tout point avec la réalité des faits. Et c'est pour cela, il n'en faut point douter, que nous avons manqué d'un Juvénal; mais ce dont nous n'avons pas manqué ce sont les excès de la débauche qui eussent légitimé ses sarcasmes.

Reconnaissons donc que la syphilis n'a jamais empêché la dissolution des mœurs. Le mal en effet n'est jamais la source d'aucun bien, et il n'y a rien à gagner pour le genre humain à le tenir toujours flétri sous le joug d'un fléau qui mine sa destruction avec d'autant plus de sûreté qu'il attaque la vie dans sa source même. La santé, au contraire, est le plus solide fondement du bonheur des peuples, parce que la vigueur du corps contribue plus que toute autre chose à rendre l'esprit sain et par conséquent à détruire les vices.

Rien ne peut donc s'opposer raisonnablement à ce que l'on s'applique à la recherche des moyens préservatifs de la syphilis. Une semblable découverte serait sans contredit préférable aux mesures de répression qui ne répriment rien, et aux exhortations de la morale, qui n'empêchent point l'immoralité.

Dominés sans doute par les motifs que nous venons d'exposer, quelques médecins se sont empressés de proclamer que la syphilis n'admet point de préservatifs; et le pourquoi et le comment? Ils ont gardé le silence. La suite de ce travail prouvera si les raisons qui ont pu fonder leur sentiment sont sans réplique.

Dans toutes les sciences physiques, c'est à l'observation qu'il faut s'en rapporter ; elle est la pierre de touche des théories. Consultons les faits :

La syphilis est rarement la suite immédiate d'un coït impur : je m'explique ; ce n'est jamais immédiatement après la copulation que cette maladie se manifeste. Il se passe toujours un temps plus ou moins long avant le développement des premiers symptômes : en un mot, il y a une période d'incubation. Que devient le virus pendant cette période ? S'il était immédiatement porté par l'absorption dans le torrent circulatoire, nul doute que la syphilis ne fût toujours constitutionnelle. Mais les faits se présentent en foule pour prouver que les choses ne se passent point ainsi. Le virus syphilitique reste quelque temps déposé à la surface de la membrane muqueuse ou cutanée, avant de déterminer aucun symptôme local.

En effet, les chancres se développent au plus tôt le deuxième jour. Les gonorrhées et les bubons restent souvent un temps plus long à paraître. De plus, quand ces affections se montrent primitivement, l'expérience a prouvé qu'on pouvait les guérir sans faire subir aux malades un traitement général. C'est ainsi que la cautérisation pour les chancres, le copahu et le cubèbe pour les blennorrhagies, les répercussifs pour les bubons, ont été employés avec tant de succès, que la plupart des praticiens éclairés n'ont jamais recours aujourd'hui au mercure pour combattre ces maladies.

D'après cela, le virus syphilitique serait-il donc si difficile à atteindre par des agents capables de le neutraliser ? Examinons avec attention les circonstances dans lesquelles la contagion s'effectue. Supposons un homme sain et une femme malade. Chez celle-ci, le virus est le produit de quelque ulcération qui a son siége dans l'intérieur de la vulve, le plus ordinairement à l'entrée, rarement à une grande profondeur. L'approche ayant lieu, en quel endroit des organes de l'homme le virus pourra-t-il s'appliquer pour exercer ses ravages ? Ce sera bien certainement ou à la surface du gland, ou à celle du prépuce, ou sur la peau qui recouvre le pénis, ou bien enfin sur le scrotum. Il est de toute impossibilité qu'il pénètre dans l'intérieur de l'urètre ; ce n'est qu'à l'orifice externe de ce canal, et jamais à sa surface interne, qu'il agira immédiatement.

Tout s'oppose en effet à ce que les choses se passent autrement. D'abord la contraction du canal est nécessaire pour l'expulsion du fluide séminal, ensuite la présence de ce fluide est un obstacle à la pénétration du virus dans son intérieur.

L'urètre ne doit donc pas être admis au nombre

des parties accessibles au produit des ulcérations syphilitiques. Or parmi ces dernières l'expérience a démontré que le plus ordinairement la contagion se manifeste par des symptômes qui ont leur siége à la partie interne du prépuce, à l'endroit où cette membrane se replie sur elle-même, pour venir recouvrir le gland. Si l'on cherchait la raison qui fait que le mal se produit en ce lieu plutôt qu'en tout autre, on la trouverait sans doute dans une circonstance mécanique de l'acte copulatif.

La gonorrhée s'explique par l'absorption du virus déposé sur la portion de la muqueuse urétrale qui déborde le canal à son orifice externe; et les bubons primitifs par l'absorption du virus, qui, n'ayant point d'action sur le point cutané ou muqueux où il a été appliqué, est transporté directement par les lymphatiques jusqu'aux glandes inguinales. Mais dans aucun cas cela n'a jamais lieu d'une manière immédiate et aussitôt après le coït; en sorte que l'on peut affirmer sans crainte que le virus reste quelque temps déposé à l'endroit même où le contact des parties ulcérées a eu lieu. Ce temps peut être très-court; mais, quelle que soit sa durée, il suffit qu'elle existe, et que le transport du virus ne soit point instantané.

Rien ne s'oppose donc à ce que le virus soit neutralisé à l'endroit même où il a été déposé.

On dira peut-être avec quelque apparence de raison que le virus est absorbé au moment où il s'applique sur les organes, et que la période d'incubation se passe dans l'endroit même où il doit agir plus tard; et l'on ajoutera que la chose doit surtout être facilitée et par le frottement qui détermine une sécrétion plus abondante des ulcérations, et par l'érectilité énergique qui se manifeste dans les tissus, et qui doit singulièrement favoriser la fonction d'absorption.

Nous répondrons d'abord qu'une opinion contraire est beaucoup plus probable. En effet, pourquoi le virus, en le supposant absorbé immédiatement, s'arrêterait-il tout-à-coup, sur le derme pour y produire un chancre, ou dans les glandes de l'aine pour y faire naître des bubons, ou enfin à la surface de la muqueuse urétrale pour y déterminer une gonorrhée? Et pourquoi n'irait-il pas de prime abord infecter toute l'économie? N'est-il pas plus aisé de concevoir qu'il s'avance avec lenteur jusqu'aux endroits où la vitalité des tissus se trouvant moins énergique, il la surmonte, il la déprime, et il exerce alors à loisir tous ses ravages?

Ainsi s'explique comment se produisent les syphilis constitutionnelles d'emblée. Dans celles-ci en effet le virus, ne trouvant pas de partie faible aux environs de l'endroit où il a été déposé, est porté directement dans le torrent de la circulation, et va déterminer au loin les symptômes qui caractérisent une infection générale. Mais, encore une fois, c'est à la longue que les choses ont lieu ainsi; et s'il faut au moins deux jours pour produire un chancre, il en faut quinze, il faut des mois, et quelquefois des années entières, pour infecter toute l'économie.

Toutefois admettons que le transport du virus soit simultané et que la période d'incubation se passe dans les endroits mêmes où il doit exercer son action; si c'est le frottement qui l'y à conduit, pourquoi ce même frottement n'y conduirait-il pas aussi la substance destinée à le neutraliser? Serait-ce parce que l'érectilité étant diminuée, le système absorbant est moins apte à remplir ses fonctions? mais, si l'on fait usage du préservatif avant la copulation, cette même érectilité ne favorisera-t-elle pas l'introduction de la substance neutralisante en même temps que celle du virus?

Ainsi, la syphilis étant occasionée par un virus appliqué à la surface des organes génitaux, et cette surface étant connue, le virus peut donc être atteint immédiatement, et son action rendue nulle par les moyens capables de le neutraliser.

Pour repousser une semblable conclusion,

faudrait admettre que le virus syphilitique agit sur les nerfs et que c'est par leur intermédiaire que la contagion se produit ; mais cette opinion que personne n'a émise est entièrement contraire à ce que nous enseignent les faits.

Il nous reste maintenant à examiner si la thérapeutique n'offre pas quelques ressources à l'aide desquelles on puisse obtenir le résultat important qui fait l'objet de ce travail.

Les médicaments, qui chassent ou neutralisent le virus quand il existe depuis long-temps dans la profondeur de nos organes, doivent bien certainement avoir une action positive sur lui quand il n'est en quelque sorte qu'appliqué à leur surface.

Il est donc raisonnable de penser que les substances préservatives de la syphilis se trouvent dans la classe de celles qui ont été employées avec succès pour la guérison de cette maladie.

Or ces dernières sont de deux sortes :

1° Le mercure et l'or, substances minérales; 2° la salsepareille, le sassafras, le gaïac et la squine, substances végétales connues sous la dénomination commune de bois sudorifiques.

Ces dernières substances ne doivent point nous occuper ici : leur efficacité étant assez généralement regardée comme la conséquence des sueurs abondantes qu'elles excitent, elles ne nous semblent point, par cela même, devoir être d'un grand secours pour obtenir le but qui fait l'objet de ce travail.

Restent donc le mercure et l'or.

L'or est d'un usage moins vulgaire que le mercure, peut-être parce que son emploi peut augmenter les frais d'un traitement antisyphilitique. Du reste ces deux agents médicamenteux sont à peu près également favorables au rétablissement de la santé, comme nous allons le voir en constatant rapidement les effets de l'un et de l'autre.

Les médecins arabes administraient depuis long-temps le mercure contre les maladies de la peau. La syphilis fut d'abord assimilée à ces maladies, parce que le symptôme principal et le plus commun qu'elle offrit à son apparition consistait dans des pustules cutanées. La similitude des formes indiqua la similitude des moyens curatifs, et le mercure administré avec succès contre la lèpre ne tarda pas à être regardé comme le spécifique des pustules vénériennes.

Les idées fausses, que la plupart des médecins du temps avaient de l'action de ce métal regardé par eux comme un poison, s'opposèrent long-temps à ce qu'il fût donné à l'intérieur. Ce ne fut que dans le dernier siècle que Van Swieten soumit son administration par la bouche à des règles fixes. Depuis lors on a eu l'occasion de se convaincre que, soit à l'intérieur, soit à l'extérieur, son emploi a été suivi des mêmes succès.

A l'extérieur, l'administration du mercure a varié de plusieurs manières. Béranger de Carpi faisait frictionner presque toutes les parties du corps. Cirillo a employé avec succès les frictions à la plante des pieds, où se trouve un grand nombre de vaisseaux absorbants. Scatigna a conseillé d'en faire mettre une quantité déterminée sous le creux de l'aisselle, le soir en se couchant, et de favoriser son absorption en tenant pendant la nuit les bras constamment rapprochés du tronc ; l'expérience a démontré que le mercure est absorbé d'une manière tellement rapide, que le lendemain matin il n'en reste plus, sous l'aisselle, aucune trace. Enfin Clare a fait frictionner la face interne des joues.

Plusieurs vices ont été reprochés à ces méthodes. Celle de Béranger de Carpi n'étant désagréable que par la saleté, dans laquelle elle plonge le malade, on a cherché à diminuer cet inconvénient en ne pratiquant les frictions qu'à la partie interne des membres. Dans tous les cas les médecins dont nous venons de parler n'ont eu d'autre but que de faire pénétrer plus directement le mercure dans le torrent circulatoire.

D'autres ont pensé avec raison qu'il devait être avantageux de faire suivre au médicament la même route qu'a dû tenir le virus pour pénétrer dans l'économie, et dans cette vue ils ont conseillé de frictionner soit le gland ou toute la surface du pénis chez l'homme, soit la partie interne de la vulve chez la femme. Le succès n'a pas tardé à remplir leur attente. Si ce mode de traitement n'a pas été généralement adopté, c'est sans doute à cause du gonflement qu'il détermine dans les parties, plus ou moins rapidement, selon la susceptibilité des individus. Mais ce gonflement est de peu de durée et il cède promptement à l'emploi des bains locaux (1).

Peu de choses nous restent à dire relativement au mercure administré à l'intérieur. C'est presque toujours à l'état de deuto-chlorure, ou de sublimé corrosif qu'on le donne; son action est très-puissante, et une faible quantité suffit pour tout le temps d'un traitement antisyphilitique. L'énergie du mercure sous cette forme l'a fait regarder avec raison comme un poison violent; cependant on peut appliquer à cette substance délétère ce que l'on a dit des autres. L'habitude en effet rend aussi l'action du sublimé presque nulle. En Turquie, les fakirs, qui par esprit de mortification se privent de l'usage de l'opium tant aimé des Orientaux, y suppléent assez bien par le sublimé qu'ils prennent d'abord à petites doses et qu'ils augmentent progressivement. Quelques-uns en usent jusqu'à un gros par jour; ils ne ressentent d'autres effets qu'un léger stimulus ou une ivresse commençante, pendant laquelle, pour remplir leurs obligations religieuses, ils dansent et s'agitent violemment jusqu'à ce que leurs forces soient épuisées.

Depuis long-temps les propriétés antisyphilitiques du mercure sont regardées comme incontestables par tous les médecins de bonne foi, ou dont l'esprit n'est point dominé par la fureur des systèmes. Aussi nous ne nous arrêterons pas à réfuter les raisons que ces derniers invoquent et qui ne peuvent rien contre l'innombrable quantité de faits qui consacrent son efficacité spécifique. Que répondre en effet à des médecins qui pour éviter un traitement mercuriel, lequel sagement dirigé guérit promptement, ne craignent pas de prodiguer les sangsues à leurs malades, et de les condamner à un régime alimentaire très-sévère (deux onces de pain par jour), et à un repos absolu prolongé jusqu'à deux mois et au-delà?

Examinons maintenant l'effet des préparations aurifiques.

C'est à M. Chrétien de Montpellier qu'on doit de nos jours la préconisation de l'or, employé d'ailleurs autrefois contre la syphilis par Poterius, Weisbach, et autres. Les succès obtenus par cet habile praticien sont très-remarquables, et la plupart des médecins instruits, découragés d'abord par la défaveur que Cullerier a trop légèrement jetée sur ce médicament héroïque, n'ont pas tardé à rendre justice à la sagacité du médecin de Montpellier, et à revenir d'un sentiment adopté sans examen, et par pure confiance dans les paroles du maître. Dans le Midi, les propriétés antisyphilitiques de l'or ne sont plus l'objet d'aucun doute, et son emploi est surtout précieux dans les cas de syphilis invétérée qui ont résisté aux préparations mercurielles. Cullerier n'a administré l'or qu'à treize malades ; et treize observations, faites dans un hôpital, où les substitutions sont si aisées, ne suffisent pas pour détruire les faits nombreux observés en différents lieux, dans différents temps, et par différents médecins. Du reste, M. Lagneau qui a suivi les errements de Cullerier est forcé de convenir qu'on ne peut pas tirer des expériences de son maître une conclusion rigoureuse, et regarder la question comme définitivement jugée.

L'or s'administre le plus souvent en substance et à l'état d'hydrochlorate.

Les remèdes qui guérissent la syphilis étant bien connus, et leur efficacité bien constatée, il nous reste à rechercher maintenant si l'on ne pourrait pas tirer profit de leur action pour s'opposer à la contagion de cette maladie.

Nous ne voyons pas de raison qui puisse motiver l'exclusion de leur emploi comme préservatifs, lorsque tout le monde les conseille comme curatifs. Comment, en effet, le mercure et l'or qui détruisent ou expulsent le virus, quand il est logé dans la profondeur de nos organes, ne le détruiraient-ils pas, ou ne l'empêcheraient-ils pas d'y pénétrer, lorsqu'il n'est encore qu'à leur surface?

On convient que ces agents médicamenteux neutralisent entièrement le virus chez une femme infectée, par exemple, et l'on ne voudra pas convenir que ces mêmes agents puissent neutraliser ce même virus, à l'instant même où il vient d'être déposé sur les organes de l'homme qui aura cohabité avec elle; le sens commun dit clairement le contraire. Mais aujourd'hui, en fait de médecine, le sens commun ne suffit pas, et, pour beaucoup d'observateurs, les faits sont préférables aux inductions fournies par le sens commun. A ces gens qui ne pensent pas que l'observation est très-souvent fautive, parce qu'il faut de bons yeux pour bien voir, et un bon jugement pour bien apprécier, choses qui ne sont pas données à tout le monde, comme chacun sait ; à ces gens, en un mot, qui n'admettent point comme valables les jugements fondés uniquement sur le simple bon sens, nous leur citerons les faits suivants qui certes doivent être regardés comme probants, ou il n'en fut jamais.

En 1816 ou 1817, un médecin espagnol, M. Luna Calderon, s'adressa au *Cercle médical* pour obtenir de cette société un jugement relatif à un médicament destiné à garantir de la contagion syphilitique. Le Cercle médical nomma une commission composée de plusieurs membres distingués pour assister aux expériences que M. Luna Calderon offrit de tenter sur lui-même. Ces médecins se transportèrent pour cet objet à l'hospice des Vénériens. Là, M. Cullerier fit venir un malade affecté de chancres récents non traités ; il prit du pus de ces chancres avec une lancette, et M. Luna s'inocula en faisant d'un côté du pénis, derrière le gland, une piqûre, de l'autre une érosion. Deux chancres survinrent avec tous les caractères des chancres syphilitiques. Il se traita, et après la guérison il répéta une deuxième fois l'expérience, pour confirmer la première : le même résultat eut lieu. Ces expériences n'étaient qu'accessoires ; il fallait en effet que M. Luna démontrât qu'il était apte à contracter la syphilis ;

c'était là le seul moyen de porter au plus haut degré la conviction dans l'esprit de ses juges. Enfin il s'inocula une troisième fois et de la même manière; et, faisant immédiatement usage de sa drogue, il se préserva positivement de la contagion.

Nous citons des faits constatés par des procès-verbaux et qui ne sont point sujets à contestation. Au reste nous ignorons les motifs allégués par les commissaires pour refuser une sanction publique à la découverte de M. Luna. Il est très-probable qu'ils tirèrent toute leur force de quelques-unes des considérations morales que nous avons exposées au commencement de ce travail. Si cela n'était pas, il faudrait admettre que M. Luna Calderon, qui, comme nous l'avons déjà dit, faisait ces expériences sur lui-même, était assez fou pour s'exposer à plusieurs reprises à contracter une maladie des plus redoutables, et cela pour démontrer une chose dont il n'aurait point été métaphysiquement certain : c'eût été le comble de la déraison. M. Luna Calderon exerce maintenant avec succès la médecine à Madrid.

Dire quelles substances entraient dans la préparation pharmaceutique du médecin espagnol est une chose superflue, d'après ce que nous avons établi ci-dessus. L'or et le mercure y entraient certainement comme principaux agents; car, encore une fois, dans l'état actuel de la science, il est impossible de chercher un préservatif de la syphilis dans des substances autres que celles-là.

Quoi qu'il en soit, M. Touche, pharmacien de Paris (2), à qui nous avions depuis long-temps communiqué nos idées sur cet objet, aidé des bases fournies par M. Calderon, et en suivant les principes établis dans ce mémoire, est parvenu, après un grand nombre d'essais, à déterminer les quantités respectives d'or et de mercure nécessaires pour préserver de la contagion syphilitique (3). Des expériences directes très-multipliées et dont nous ne pouvons donner ici le détail ont rendu l'efficacité de ce mélange incontestable, même pour les esprits les plus prévenus.

A la vérité les moyens hygiéniques exigés pour assurer l'efficacité de ce médicament contribuent très-puissamment par eux-mêmes au but important que l'on veut atteindre.

Ces moyens consistent uniquement à soumettre, avant la cohabitation, la femme que l'on craint de trouver infectée, à une lotion d'eau pure dans laquelle on mêle une quantité déterminée de la préparation auréo-mercurielle. Cette substance, jouissant de la propriété de se combiner d'une manière instantanée avec le virus, absterge par conséquent les surfaces qui en seraient imprégnées. De cette manière, le virus susceptible d'être déposé sur les organes de l'homme se trouve moins abondant, et l'on n'a à redouter que l'action de celui qui est sécrété pendant la copulation.

Pour se mettre à l'abri de ce dernier, il suffit de pratiquer immédiatement après l'acte une lotion de toutes les parties sur lesquelles le virus a pu être déposé, avec de l'eau de fontaine dans laquelle on fait dissoudre une dose de la préparation antisyphilitique de M. Touche. Il est aisé de voir combien cette pratique est préférable à l'emploi des baudruches de Condom. La conformation qu'on est obligé de donner à ces espèces de sacs les empêche de garantir toutes les parties susceptibles d'être contagiées; quand même la facilité avec laquelle elles se déchirent ne les rendrait pas d'ailleurs extrêmement défectueuses.

Tout est rationnel au contraire dans le procédé que nous indiquons; il n'est point le fruit d'un aveugle empirisme; les bases du travail ont été fournies par la science, et l'expérimentation est venue en démontrer le succès.

Sans doute ce médicament n'est pas une panacée universelle; en médecine comme en amour les mots *toujours* et *jamais* n'ont aucune valeur absolue : il n'appartient qu'au charlatanisme d'attester sans pudeur l'infaillibilité des drogues qu'il débite. Il doit y avoir des cas où la préparation de M. Touche échouera ; mais dans ceux-là même, qui se rencontreront chez les personnes d'une constitution délicate, on peut assurer d'avance que son emploi sera d'une utilité incontestable, parce qu'il diminuera les effets terribles du virus, sur ces êtres faibles, chez lesquels la moindre maladie entraîne des suites funestes à la santé du reste de la vie.

Quelques médecins ont pensé et pensent encore qu'un individu qui se mettrait en rapport avec un corps contagié se préserverait de la contagion, si préalablement il faisait usage intérieurement d'une quantité déterminée de mercure. Les Anglais croient fermement que des lotions de sublimé corrosif remplissent le même but, et ils mettent ce moyen en pratique avec quelque succès. Combien n'en doit-on pas attendre de l'usage du médicament de M. Touche où tout est positif et calculé ! Ce n'est pas seulement à l'aide d'une substance qu'il cherche son but, c'est avec le secours de toutes celles dont l'efficacité est reconnue de tout le monde. Pour cela, l'or et le mercure sont combinés et préparés de manière à atteindre le virus dans quelque endroit des surfaces muqueuses ou cutanées qu'il ait pu se loger.

Si les conjectures pouvaient être mises en ligne de compte pour la démonstration d'un objet d'un intérêt aussi majeur que celui qui nous occupe, nous exposerions ici celle que Cullerier n'a pas craint d'avancer. Selon ce médecin, il ne serait pas impossible que le virus syphilitique fût dû à un insecte du genre de ceux qui déterminent la gale; si cela était, quelle raison puissante n'aurait-on pas de recommander les préparations auréo-mercurielles de M. Touche !

Récapitulons maintenant les propositions fondamentales de ce mémoire.

1° La syphilis est le résultat d'un virus.

2° Ce virus, restant quelques instants déposé à la surface des parties contaminées, et ne pénétrant qu'à la longue dans l'économie humaine, est accessible dans les premiers instants de la contagion aux moyens capables de le détruire.

3° Ces moyens sont l'or, le mercure, spécifiques du virus syphilitique; et le chlore, agent neutralisateur de tous les virus en général.

4° La composition pharmaceutique de M. Touche doit toutes ses propriétés à la combinaison intime de ces trois substances.

Avant de terminer, qu'il nous soit permis d'adresser un dernier mot aux personnes qui, peu convaincues des raisons que nous avons présentées au commencement de ce travail pour le motiver, seraient encore tentées de nous accuser d'immoralité.

Saint Augustin disait (lib. II de ordine, cap. IV): *Retranchez les femmes publiques de la société, la débauche la troublera par des désordres de tout genre.* Et ailleurs (tom. XXII, lib. IV, pars prima, op. 20, page 184): *Les prostituées sont dans une cité ce qu'est un cloaque dans un palais; supprimez le cloaque, le palais deviendra un lieu malpropre et infect.*

Saint Thomas faisait un devoir aux souverains de tolérer les femmes publiques. (Som. II, seconde partie, quest. X, art. 2, page 26.) Si ces grands génies de l'Église ont pensé qu'il fallait tolérer les lieux de débauche, pourquoi voudrait-on nous faire un crime de chercher à arrêter les progrès d'un mal que la fréquentation de ces lieux répand tous les jours dans la société?

« A entendre ces faux dévots, dit Cullerier, il « faudrait aussi abandonner les malades et les lais- « ser en proie à leurs ulcères rongeants, à leurs « douleurs atroces; il faudrait renoncer à sauver « leurs organes menacés de destruction. Sans « doute il y a un grand nombre de filles débau- « chées, d'hommes libertins; mais aussi combien « de femmes sont les victimes de l'inconduite de

« leurs maris! combien de jeunes personnes ont « succombé par faiblesse, par inexpérience, par « séduction, par besoin! Il y a des choses qui ré- « voltent au premier aspect, mais que la réflexion « adoucit et rend supportables. Les maisons pu- « bliques sont organisées pour éviter la séduction « des femmes honnêtes. Si ces maisons sont per- « mises, il est donc prudent de chercher, d'indi- « quer les moyens de préserver le corps quand le « cœur est atteint. » (Dict. des Sc. Méd., art. Syphilis.)

NOTES.

(1) La salivation qu'un usage prolongé du mercure détermine presque toujours, quel que soit le mode d'administration que l'on emploie, se manifeste beaucoup plus promptement à la suite des frictions pratiquées aux parties génitales. Cet inconvénient qui a fait le sujet d'un reproche adressé à la méthode de M. Torreilhe est très-léger, puisqu'il suffit pour le faire disparaître d'interrompre pendant quarante-huit heures l'administration du mercure; mais les avantages de cette méthode sont si grands qu'on a lieu de s'étonner qu'elle n'ait point été généralement adoptée. En effet, pour obtenir la guérison complète des affections récentes, il ne faut que douze jours; et dix-huit, vingt et tout au plus vingt-cinq jours pour celles qui sont anciennes.

Nous insistons sur ce résultat parce qu'il tend à confirmer celui que nous avons obtenu et dont nous avons voulu consacrer la démonstration dans ce mémoire. Il prouve en effet que le virus est d'autant plus facile à détruire que la contagion est moins ancienne, et qu'il est plus rapidement atteint si l'on fait passer les médicaments par la même route qu'il a suivie pour infecter l'économie. D'où il est aisé de conclure qu'en usant des substances antisyphilitiques immédiatement après que le virus a été déposé sur les organes, il est impossible que la contagion ait lieu et que l'économie soit infectée.

(2) Demeurant rue du Faubourg-Poissonnière, n. 20.

(3) M. Touche nomme cette préparation *alexitère doré*, de ἀλεξεῖν, chasser, et de θηρ, bête venimeuse. L'épithète n'est ajoutée que pour indiquer la base de ce préservatif qui est l'or.

P. S. M. Désorgues, ancien magistrat, a présenté comme *préservatif* à l'Académie royale de médecine *le bromure de mercure,* porté à 10 ou 12 degrés de l'aréomètre. Les succès dont parle M. Désorgues ne m'étonnent point : ils rentrent nécessairement dans la classe de ceux qu'obtiennent tous les jours les Anglais avec les lotions du sublimé. Tous les mercuriaux doivent réussir en effet dans un plus ou moins grand nombre de cas ; mais il n'en est aucun qui puisse balancer les avantages qu'une expérience déjà longue a revendiqués en faveur des préparations qui ont l'or pour base principale.

Le brôme d'ailleurs est un corps encore trop peu connu pour que l'on puisse sans danger appliquer à l'économie animale ses composés doués d'une énergie très-remarquable, d'après ce qu'en dit M. Désorgues lui-même.

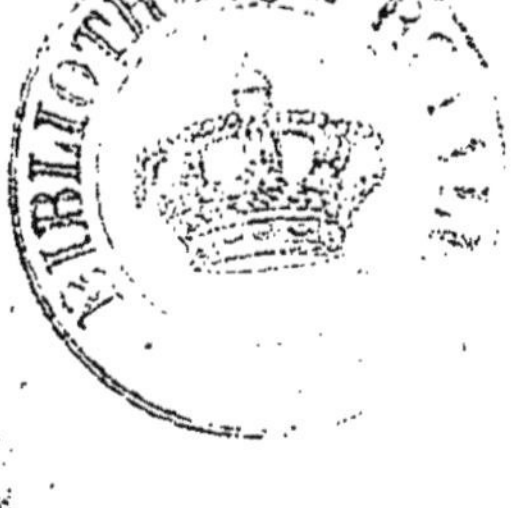

www.ingramcontent.com/pod-product-compliance
Ingram Content Group UK Ltd.
Pitfield, Milton Keynes, MK11 3LW, UK
UKHW021207230726
13926UKWH00001B/362

9 782014 057164